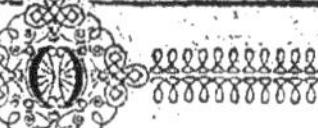

TRAITÉ

SUR

LA PHTHISIE

TUBERCULEUSE PULMONAIRE,

PAR

Le Docteur R. Riffard,

A Annonay,

Ancien externe des Hôpitaux Civil et Militaire de Montpellier,
ex-chef interne de l'Hôpital de Beaucaire
lors du choléra, 1833.

Il n'y a pas de lésion de fonction sans lésion d'organe.

ROSTAN.

PARIS.

J.-B. BAILLIÈRE, | GERMER-BAILLIÈRE,

rue de l'École-de-Médecine.

LYON.

CH. SAVY JEUNE, LIBRAIRE-ÉDITEUR,

Quai des Celestins, 48.

1840.

TRAITÉ

SUR

LA PHTHISIE

TUBERCULEUSE PULMONAIRE.

DUMOULIN, RONET ET SIBUET, IMPRIMEURS,
QUAI SAINT-ANTOINE, N° 33.

TRAITÉ

SUR

LA PHTHISIE

TUBERCULEUSE PULMONAIRE,

PAR

Le Docteur R. Riffard,

A Annonay,

Ancien externe des Hôpitaux Civil et Militaire de Montpellier,
ex-chef interne de l'Hôpital de Beaucaire
lors du choléra, 1833.

> Il n'y a pas de lésion de fonction sans lésion d'organe.
>
> ROSTAN.

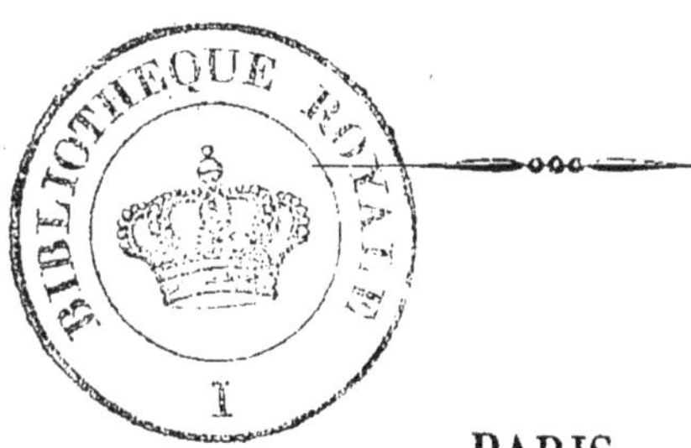

PARIS.

J.-B. BAILLIÈRE, | GERMER-BAILLIÈRE,

rue de l'École-de-Médecine.

LYON.

CH. SAVY JEUNE, LIBRAIRE-ÉDITEUR,

Quai des Celestins, 48.

1840.

A

M. Reybard,

Docteur-Médecin à Lyon,

Membre de l'Académie Royale de Médecine,
et de plusieurs Sociétés savantes,

Hommage de l'Auteur.

De quelque façon qu'on juge cette œuvre,
elle veut le bien.

Physiologie de l'Homme Social.
SCIPION PINEL.

Les observations minutieuses, les méditations longues, les recherches constantes, enfin les théories savantes ont disséqué une à une les phases de l'affection la plus grave entre les affections, et tous ces travaux et toutes ces veilles n'ont point encore donné une barrière insurmontable à sa marche envahissante. Heureusement que cette maladie se montre presque seule encore rebelle ; car, à côté de la description de l'état pathologique d'un organe, la médecine nous fournit les moyens de le combattre. Ici les succès de la thérapeutique sont bien clairsemés, et on pourrait se demander si c'était bien la phthisie qu'on a guérie.

Je ne me présenterai point comme l'alarmiste des esprits déjà trop effrayés; non, ce n'est point là la mission de la vie philosophique qui s'est dévouée à l'humanité : je veux, au contraire, calmer ces imaginations travaillées par des idées noires, qui voient sans cesse l'imminence d'un danger qui les poursuit. Pourquoi est-on plus épouvanté au nom de phthisie qu'au nom d'une autre maladie grave? La réponse est simple. En effet, dès qu'une maladie aiguë se présente, les symptômes saillants demandent la présence subite d'un homme de l'art qui, par l'application de ses connaissances, arrête le progrès de la maladie et en triomphe. La phthisie au contraire procède par une marche insidieuse, par des détours obscurs et elle ne se montre effrayante qu'à une époque déjà bien avancée. Jusque-là elle fascine les yeux et calme les esprits les plus craintifs, et lorsque le sentiment de conservation se réveille et que la funeste clarté de la réalité se présente, alors le médecin arrive, et trop souvent il ne peut que soulager, aider l'espérance et assister à la fin d'un drame. Est-il étonnant que le monde regarde cette affection comme incurable, quand on ne demande des secours qu'aux derniers instants? Est-il étonnant aussi que la thérapeutique ne guérisse pas quand on ne l'appelle que pour être témoin d'une nature qui tombe en dissolution? Ce n'est point la médecine qui est impuissante; il ne vous manque qu'un peu moins d'insouciance et alors vous comprendrez par les faits qu'elle guérit cette maladie comme les autres. Votre attente tranquille vous emporte le moment de salut, et lorsque vous revenez de ce calme de mort, il n'y a plus d'espoir. Trouve-t-on beaucoup de personnes qui s'inquiètent de quelques douleurs de poitrine qui passent légères et reviennent par intervalle? En comptez-vous beaucoup qui s'occupent d'une petite toux peu sensible le jour, plus marquée le soir? Qui consulte-t-on? ses lumières. Que fait-on? rien. A qui demande-t-on la disparition de ces signes? au temps. Je dirai plus : les mères, d'une attention si intelligente et d'une tendresse si intuitive, se contenteront de quelques précautions minutieuses, mais peu efficaces, de quelques boissons sirupeuses ou de quelques infusions pectorales, tandis que le tubercule va naître sous le voile sombre que leur main pleine de sollicitude ne sait soulever. L'expérience de deux ou trois étés de pratique m'a démontré que si dans nos localités il y avait tant de victimes, on devait l'attribuer à la quiétude coupable des parents qui ne se soucient guère de changer une constitution lymphatique, ou détruire le germe d'affections scrofuleuses ou dartreuses dont souvent de chétives créatures héritent en naissant.

Les passions ont aussi leurs victimes; car s'il y en a un certain nombre qui naissent avec cette prédisposition, il y en a aussi beaucoup qui l'acquièrent en s'abandonnant à la fougue d'un sang brûlant, et ceux-là ne s'arrêtent un moment que pour jeter un coup d'œil sur la dernière phase d'une vie fiévreuse et tomber haletants sur le seuil d'une demeure froide et silencieuse.

J'en ai bien vu dans les hôpitaux du midi de ces malades à l'air triste, à la démarche lente, à l'œil morne, au teint cave; ils venaient demander au ciel pur et vivifiant de ces contrées une santé dont ils avaient hâté la fuite. Presque tous me parlaient de leur sécurité insouciante à l'invasion de leur maladie, et de leur tristesse tranquille dans ses progrès. Ils étaient cependant bien jeunes et la vie avait encore de beaux soleils pour eux!

Précautionner des poitrines faibles, fortifier des tempéraments frêles et délicats, amener à dépenser avec modération des forces nécessaires à remplir les lois de la nature et peu en harmonie avec les excès d'un âge qui ne rêve que plaisirs délirants, que jouissances extravagantes, voilà tout mon but. Ma tâche sera belle si on me comprend assez pour secouer cet assoupissement dont les réveils sont des pleurs et la première image de deuil.

TRAITÉ

SUR LA

PHTHISIE TUBERCULEUSE

PULMONAIRE.

DE LA PHTHISIE.

Le poumon, organe d'une structure admirable, formé d'un tissu parenchymateux, traversé par des milliers de vaisseaux blancs et rouges, sillonné par d'innombrables tuyaux aérifères, devint une étude particulière à la naissance même de la médecine. Le grand travail physiologique qui s'y élabore, la transpiration qui y égale celle de toute la surface extérieure du corps, donne lieu à d'accidents si graves quand, par une cause quelconque, cette action vitale vient à être suspendue ou entravée, que l'esprit d'investigation dut employer toutes ses ressources pour trouver le moyen de rétablir un équilibre si souvent rompu. Mais, parmi les différents modes sous lesquels se présentent les affections qui envahissent cet organe, il n'en est pas de plus terrible que celui qu'on dénomme phthisie, puisque Sydenham a dit que la cinquième partie de l'espèce humaine succombe à la phthisie tuberculeuse pulmonaire. Les anciens dénommèrent cette maladie de φθίω, je sèche, à cause de l'état d'émaciation que l'on remarque chez les phthisiques et qui, chez quelques-uns, est porté à un point si avancé, que tout le corps n'est qu'une véritable caisse osseuse. Ils donnaient cette dénomination à tout dépérissement, quelle qu'en fût la cause; plus tard, on la conserva pour désigner spécialement cet état provenant de l'affection tuberculeuse des poumons.

C'est le tableau de cette maladie qui m'occupera dans ce mémoire qui, s'il n'a pas le mérite de la nouveauté ou la prétention de dévoiler des signes plus certains, d'ajouter quelques nouveaux râles à tant de râles connus, n'en sera pas moins utile, puisque ma pensée s'étend vers l'humanité. Après avoir pénétré dans la nature du tubercule, donné les diverses opinions des auteurs, j'établirai la cause de leur production, les symptômes caractéristiques. Je jetterai un coup d'œil sur les signes différentiels d'autres affections des organes respiratoires; je présenterai les altérations que met à découvert l'anatomie pathologique, et je ferai suivre le traitement prophylactique et curatif de quelques observations pratiques.

La phthisie est donc ce dessèchement qui résulte d'un produit de désorganisation, d'une sécrétion de matière morbifique dans le tissu pulmonaire que j'appelle tubercule.

Le tubercule, corps d'une couleur opaque, blanchâtre, jaunâtre ou grisâtre, affecte diverses formes. Tantôt disséminé en grains de millet, quelquefois plus gros, il est d'une consistance molle ou ferme; tantôt groupé en masse ou enveloppé d'un kyste, il passe de l'état concret à l'état liquide. D'une nature indolente, il est le même, qu'il s'infiltre dans les tissus par sa fonte ou qu'il demeure solide. C'est toujours le produit d'une inflammation, et comme toutes les parties de notre organisation peuvent subir l'influence inflammatoire, il en résulte qu'on peut le rencontrer dans ses différentes régions. Le cerveau, le foie, le cœur, le mésentère, les organes de la génération, et même le tissu osseux n'en est pas à l'abri (mal de Pott). Mais l'organe par excellence, celui qui résume le plus de conditions pour son développement, est, sans contredit, le poumon. Là, tissu, vaisseaux, tuyaux bronchiques, nerfs, tout est disposé à favoriser son altération sous l'action du plus simple agent provocateur.

La formation de ce corps inorganique a été l'objet de bien d'hypothèses, de bien de théories qui ont été enfin résolues par l'analyse synthétique du scalpel, et l'opinion ou plutôt la démonstration du professeur Lallemand, de Montpellier, sur son essence et son mode de transition ascendante, me paraît celle qui entraîne la plus grande somme de conviction, puisqu'elle est basée sur la nécropsie. Je l'ai vu souvent nous faire assister aux premiers éléments du tubercule, et par une progression croissante, nous amener à observer sur un sujet tous les désordres qui sont les conséquences de ce premier germe.

Les anciens et quelques modernes font jouer un grand rôle dans cette maladie aux virus, aux acres, aux humeurs, cause première de toute affection, erreur que la pureté du sang et la non transmission ont clairement démontrée.

M. Ulm regarde le tubercule comme produit de nouvelle formation, puisqu'il admet que dans le principe le tubercule est un acéphalocyste, et la tuberculisation le résultat de la destruction de ces parasites. Si la nécropsie a fait découvrir ces corps organisés dans les mailles pulmonaires, on doit toujours les regarder comme postérieurs à la naissance du tubercule, lorsque l'invasion était générale et qu'il existait des cavernes. Ce ne saurait être là la cause efficiente, car on les chercherait en vain dans le commencement de la maladie. Les granulations, selon le même auteur, sont composées de globules et de fils hyalins enduits de mucus comparables aux parasites extérieurs, pouvant se tuberculiser par l'absorption du mucus. Les crachats offriraient les éléments de ces granulations grises et de la grosseur d'un grain de millet.

M. Rochoux l'a vu d'une apparence gélatineuse, d'un rouge acajou et comme des grains de sable. Le tubercule naissant et friable est entouré d'une foule de filaments qui l'unissent au tissu pulmonaire. Il ne le regarde pas comme formé par une matière analogue au pus, ni par le dépôt d'une quantité de sang exhalé, comme le prétend M. Donné. Selon ce dernier, les granulations sont de fibrine et dues à une ulcération des globules du sang. D'autres le regardent comme un animalcule que l'on empoisonne par l'iode, et M. Castel comme un amas de substance lymphatique.

Bayle prétend que les tubercules sont des produits accidentels qui se développent nécessairement chez ceux qui apportent ce germe en naissant. Mais comment se fait-il alors qu'un fils de parents phthisiques jouit d'une santé parfaite et parcourt une carrière très-avancée sans être menacé du plus petit symptôme, tandis que son

2

propre enfant succombera à la maladie tuberculeuse? Que se passe-t-il dans cet arrêt? Le germe, où se cache-t-il, dans cette génération qui en est exempte? Comment expliquer qu'un individu, revêtant tous les caractères d'une constitution empreinte du cachet tuberculeux, parvienne, avec ce germe inné, à la vieillesse, et succombe à une maladie bien différente de celle-là?

Jusqu'ici ce ne fut qu'un problème qui reçut enfin sa solution par le grand œuvre de Broussais. L'irritation, comme un flambeau de vraie lumière, vint mettre la science sur la bonne voie et dès-lors ses pas ne furent plus vacillants. L'inflammation des vaisseaux sanguins d'abord, et puis l'inflammation des vaisseaux lymphatiques, produisent le tubercule, a dit ce grand réformateur. Tous les tempéraments peuvent être la proie du tubercule, mais particulièrement le lymphatique.

Laennec nia la cause inflammatoire et enseigna que c'était une aberration de nutrition sans surcroît d'action vitale dans le poumon. Mais conçoit-on cet excès de matériaux dans une partie de l'organisme sans appel, sans excitation, sans irritation? Il a dit qu'au lieu d'être la suite d'une bronchite, d'une pneumonite, d'une pleurite, c'était plutôt l'existence du tubercule qui occasionnait ces inflammations. Combien de poitrines tuberculeuses qui n'ont jamais eu de bronchite, etc.? et cependant la cause existait. Que manquait-il donc à leur production? Il a voulu que la matière du tubercule, soit liquide, soit solide, n'offrît aucune analogie avec le pus. Il me paraît que si ce n'était qu'un surcroît de matière assimilable, il faudrait une quantité assez grande pour entraver la fonction de l'organe et produire une inflammation étendne. On ne peut nier toutefois ces inflammations partielles ou légères qui ne sauraient se manifester sans la présence d'un corps étranger. Si on admet que ces parties exubérantes se transforment, il faudra désigner cette transition de nature, et alors qu'importe qu'on la dénomme matière morbifique ou purulente? Il n'en restera pas moins certain que cette matière se forme toujours par une augmentation d'action vitale dans la partie où elle s'élabore.

MM. Bouillaud, Andral, Magendie, Cruveilher, regardent, que la prédisposition soit acquise ou innée, le tubercule comme le produit d'une sécrétion morbide qui suit toujours une congestion sanguine, un surcroît d'action vitale. C'est une substance inorganique originairement liquide, se développant par juxta-position et non par intus-susception, comme le veut Laennec. Le pus d'une nature propre, sécrété dans les ramaux bronchiques ou dans les vésicules aériennes, se concrète par la résorption de sa partie la plus liquide. De là, la formation du tubercule qui, plus tard, se ramollit sur tous ses points, en vertu d'un travail de suppuration qui s'établit par sa présence et agit sur les parties voisines comme corps étranger.

Cette opinion n'est pas éloignée de celle que nous allons examiner. Ses auteurs regardent le tubercule comme le résidu du pus. M. Andral dit dans ses ouvrages que le tubercule peut naître dans tous les organes susceptibles d'inflammation, mais dans quelques-uns il est le résultat d'un travail qu'on ne peut regarder comme inflammatoire, mais sécrétoire. La nature du tubercule étant purulente, il faut admettre une inflammation latente ou franche, car sans inflammation pas de pus. Les auteurs regardent la tuberculisation des ganglions mésentériques comme étant toujours le résultat de l'inflammation de la muqueuse intestinale, et les observations pathologiques viennent à leur appui; pourquoi ne faudrait-il pas la même cause pour faire naître le tubercule pulmonaire? Le tubercule est bien le même, et le pus n'a pas de parties hétérogènes. Les expériences chimiques nous prouvent d'ailleurs que la matière tuberculeuse n'est pas autre chose que du pus, puisque, soumise à l'action des alcalis et des acides, elle se comporte de la même manière et les phénomènes sont les mêmes. Mêlée à de l'eau, la matière du tubercule ne se dissout point par l'addition d'acide sulfurique; une solution d'alcali caustique la prend en dissolution, et l'addition de l'eau la précipite. Le pus, ainsi traité, ne donne pas d'autres résultats. L'odeur et la saveur en sont la même. Tout me confirme dans l'opinion que j'ai choisie entre toutes, que le tubercule est du pus et que la formation n'a lieu que par l'inflammation.

Je dirai donc, avec le célèbre chirurgien de Montpellier, que le tubercule est du pus concret produit d'une inflammation antérieure, pus qui n'a pu être résorbé entièrement par une suppuration complète ou par les vaisseaux lymphatiques. C'est un abcès partiel qui ne diffère des autres que par le défaut d'entière résorption de la matière purulente qui se montre sous une forme et consistance caséeuse, plâtreuse et quelquefois pierreuse; que cet abcès est le résultat de phlegmasie partielle, circonscrite, légère et de mauvaise nature.

Voilà comment je comprends la formation du tubercule et le commencement de la phthisie, tel que j'ai pu le suivre dans la clinique d'anatomie pathologique du professeur de l'Hôtel-

Dieu-St-Éloi, à Montpellier, ou dans les autopsies que j'ai faites. J'ai vu les diverses phases de la tuberculisation et la progressive altération organique du poumon. A l'origine, ce n'est qu'une tache rouge, petite, plus ou moins circonscrite, un véritable engouement sanguin Plus loin, le même engouement avec des points blancs, jaunes, analogues à du pus. Ces points deviennent consistants et finissent par adhérer au tissu voisin. Dans le tissu hépatisé, se rencontre une infiltration grise provenant d'une infiltration rouge et du pus. Le pus sort à la pression; bientôt pour l'obtenir il faut râcler avec le manche du scalpel, et enfin on ne l'enlève qu'avec une portion du tissu, tellement sa dureté est ferme. Enfin viennent les excavations pleines de matière liquide et solide, ayant ses alentours semés de points blancs, assemblage sur un point de toutes les périodes du tubercule.

En me résumant, je dirai que le tubercule vient d'une inflammation partielle qui se termine par suppuration, que la partie liquide de cette matière purulente étant résorbée, le résidu prend de la consistance et forme le tubercule cru, dont la présence, aidée par des agents excitateurs, occasionne l'inflammation des parties avoisinantes, qui produit de nouveaux tubercules. Le ramollissement de ces tubercules survient, la fonte s'opère, et alors se creusent ces fatales cavernes. Le tableau que je mets sous les yeux se développe bien mieux encore sur le poumon d'un sujet tuberculeux; là c'est le fait lui-même qui vous ferait surgir une seule pensée que l'inflammation produit le tubercule.

Etiologie.

Quoique les constitutions les plus fortes puissent être envahies par l'affection tuberculeuse, puisque j'ai dit qu'elle naissait sous l'influence inflammatoire, il y a cependant un tempérament de prédilection qu'on appelle lymphatique qui se caractérise par les signes suivants. L'appetit est faible, la digestion paresseuse et quelquefois pénible, le ventre est libre, les excrétions et les sécrétions peu colorées et peu denses, la circulation molle, la respiration lente. Ici la force d'expansion domine; les cheveux sont blonds, les yeux d'un clair mat, les lèvres grosses, les articulations fortement dessinées, les muscles peu saillants, les chairs flasques et la peau blanche et luisante; l'intelligence sans vivacité soutenue, les passions modérées, l'animation nulle. On observe en général un éloignement invincible pour tout travail constant et ardu. Voilà, en peu de mots, le résumé de l'être qui offre le plus de prise aux coups de cette maladie. Puis l'âge critique vient encore mettre à l'épreuve cette faiblesse. La prédisposition s'aggrave, s'augmente et ne demande qu'une secousse pour que la maladie succède à cet état cependant normal. Si une révolution salutaire et bien ménagée ne vient bouleverser sagement cette économie débile et ne mélange avantageusement le système sanguin au lymphatique; il est bien à craindre que la lutte qui s'établit ne hâte le moment fatal. Car la poitrine se trouve dans un sens inverse de celle de l'athlétique; elle est longue et étroite, le cou très-étendu et les épaules ailées. Dans ce caractère git la plus réelle prédisposition.

Le climat joue un grand rôle dans l'aptitude à contracter cette affection, et sans aller bien loin j'en trouve la preuve dans nos contrées. La température inconstante varie même plusieurs fois le jour. A une chaleur forte succède tout-à-coup une brise d'une fraîcheur frileuse. Il n'y a pour ainsi dire pas de transition graduée. Nos vallées resserrés ne laissent respirer qu'un air froid et humide. Dans une atmosphère basse saturée de parties aqueuses, l'absorption poreuse et pulmonaire augmente la flaccidité des tissus qui deviennent de plus en plus spongieux, le sang s'apauvrit par la diminution de la fibrine et l'augmentation de la sérosité. Aux pieds de ces montagnes élevées, la peau des habitants devient blafarde, ils deviennent étiolés comme la plante qui dépérit privée des rayons solaires. Les forces s'affaiblissent et l'énergie disparait lorsque la lumière les prive de son action tonique; aussi l'air du matin, quoique humide, est-il plus salutaire que celui du soir, soit à cause de l'action tonique des rayons du soleil, soit à cause du sommeil qui a donné des forces à notre organisme pour mieux résister aux émanations de la terre.

J'en dirai de même des pays boisés où les courants atmosphériques se forment difficilement, les touffes élevées empêchent la pénétration des rayons lumineux, l'évaporation diminue et l'humidité des milieux ambiants augmente.

Si les climats froids et humides donnent souvent lieu à la phthisie, les climats chauds ont aussi leurs malades. L'air y est humide et insalubre par les miasmes qui proviennent de la putréfaction des substances animales et végétales. Une chaleur innervatrice, une nourriture peu riche en principes assimilables offrent les mêmes conditions que les climats froids. Les poumons combinant moins d'oxigène finissent par devenir le siége de la tuberculisation. Les relevés statistiques nous démontrent que le tubercule nait en une proportion aussi grande dans l'une et dans l'autre température. Il résulte encore que le passage des régions septentrionales dans des contrées méridionales occasionne très-vite cette affection, *et vice versa*. Un rapport harmonique entre l'homme et son milieu, est la condition de sa santé individuelle.

Les habitations viennent encore augmenter les causes prédisposantes ; ce point d'une hygiène sage est très-négligé; elles sont presque toujours tournées au couchant (je parle de nos contrées), acculées contre la montagne, et le rez-de-chaussée dans la terre, les fenêtres étroites, un terrassement d'argile où souvent croupit une eau infecte d'où s'élève par la chaleur une évaporation malsaine ; les étables sont contigues à la demeure du maître; l'air ne s'y renouvelle que difficilement, leur nourriture se compose d'aliments qui contiennent peu d'osmazome ; les farineux, les viandes fumées ou salées; leurs boissons sont les liqueurs spiritueuses, les eaux de neige ou saturées de phosphate de chaux.

Les habillements qui entravent l'action des organes intérieurs et les tiennent prisonniers, les corsets enveloppant la poitrine dans une espèce de cage, ne permettent point au tissu pulmonaire de se dilater entièrement et de recevoir l'air jusque dans les dernières ramifications. De là se forment les poitrines étroites, ces habitudes extérieures de phthisique. Soeïnmereng, Winslow ont combattu l'emploi de ces ceintures à grande dimension et leurs motifs sont basés sur l'étude de notre organisation. Si elles étaient appliquées avec mesure l'inconvénient disparaîtrait, mais pour avoir une taille fine on serre tant qu'il est possible et alors il se forme un obstacle à la circulation inférieure et le refoulement inonde la poitrine et le cerveau.

Les professions qui enlèvent au corps son aération; la vie sédentaire, le travail dans des lieux bas et humides en diminuant l'action des fonctions dépuratoires de la peau, les particules irritantes qui pénétrent dans les organes respiratoires conduisent souvent à la phthisie, les lingères, les repasseuses, les tisserands, les tailleurs, les platriers, les boulangers, etc.

L'état inactif et la pléthore sont les causes les plus fréquentes chez les femmes. Si je donne comme cause le manque d'exercice, je la trouve confirmée dans l'animal le plus près placé de l'homme, dans le singe qui perd son état de sauvageté, transporté dans nos climats tempérés, il succombe généralement à l'affection tuberculeuse. Les bœufs et les vaches qu'on laisse paître en liberté dans quelques contrées de la France, présentent des tubercules dans leurs poumons lorsqu'on vient à les enfermer dans des étables. A ces causes éloignées viennent s'en joindre de beaucoup efficientes. En effet, celui qui naîtra de parents phthisiques, scrofuleux ou syphilitiques, courent un plus grand danger que tout autre qui se trouvera dans un état de santé parfaite; cependant je ne veux pas admettre qu'il ait un germe inné dont il hérite de ses parents. S'il a plus d'aptitude à contracter cette affection, cela tient à l'infection du sang et peut-être au peu de développement des organes, l'allaitement par une nourrice enceinte ou scrofuleuse, etc.

A l'âge de la puberté, la vie double pour ainsi dire, le sang bouillonne partout, les artères se dilatent, la poitrine s'élargit et devient un centre de fluxion sans toutefois que l'équilibre soit rompu. C'est alors qu'un rien peut devenir cause provocatrice et changer l'action vitale en une véritable inflammation. Les organes reçoivent leur dernière perfection; un sentiment nouveau vous saisit, la nature se présente à cette organisme achevé, parce que désormais chaque organe peut remplir ses fonctions sans danger. Cependant, c'est dès ce moment que datent le plus grand nombre de ces maladies. Abusant de la force, l'homme se livre à tout le déréglement d'une imagination vive, et les veilles et les folies le conduisent à un résultat funeste.

Les causes déterminantes sont tous les agents capables de produire des irritations légères ou des inflammations qui par leur répétition ou leur longueur produisent le tubercule bientôt multiplié assez pour entretenir un état d'irritation ou de toux continuelle. La bronchite en est la cause la plus habituelle ; aussi l'observe-t-on d'abord à la partie supérieure du poumon. La pneumonie, la pleurésie passée à l'état chronique ; les coups, les chûtes sur la poitrine, les blessures, l'impression subite du froid en tarissant la transpiration externe ; l'immersion dans l'eau froide, l'ingestion d'une boisson glacée, l'absorption de molécules ou particules irritatrices, les courses prolongées, les cris, les chants répétés, l'équitation rapide, les instruments à vent, la respiration de gaz délétères, les passions solitaires ou fougueuses, les travaux intellectuels immodérés, les veilles tardives, la suppression d'hémorragies physiologiques, la disparition d'un exanthème, le virus vénérien (comme j'en ai vu un pendant mon service à l'hôpital militaire), l'usage peu rationnel du mercure. M. Cruveilher a déterminé cette maladie en injectant du mercure dans les tissus d'animaux.

Quand à la contagion que la crédulité publique regarde encore comme très-certaine, erreur entretenue même par des hommes de l'art, elle est inadmissible, et on ne saurait trop s'élever contre une pareille croyance bien propre à agir désavantageusement sur des cerveaux jeunes et faciles. Elle est cause qu'on ne sert les phthisiques qu'avec une certaine crainte qui les prive souvent de beaucoup de soulagement. Si par une coïncidence qu'on ne cherche point à éclaircir, il arrive qu'une personne qui aura servi un de ces malades, dont elle aura porté quelques nippes, vient à être atteinte de la phthisie, on ne manquera pas de reconnaître la transmission dans un fait tout-à-fait accidentel. Souvent elle y était prédisposée; souvent elle s'est mise sous l'influence de causes déterminantes. Plusieurs membres d'une même famille succombent à l'affection tuberculeuse, voilà l'hérédité ou la contagion. Mais a-t-on cherché à changer une constitution lymphatique, à modifier son tempérament? A-t-on pris les precautions pour donner à ses frères une santé bonne? On conçoit l'insouciance qui a favorisé la cause ou la disposition dans la certitude blamâble que l'enfant devait partager le sort de ses parents. Aussi le public peu apte à chercher la cause de ces accidents les regarde avec des yeux matériels, car le fait enlève sa croyance, et il ne demande l'homme de l'art que pour soulager l'infortuné qui eût dû être sauvé. A-t-on jamais cru qu'une pneumonie, qu'une gastrite se communiquât? et cependant la phthisie comme la gastrite n'est qu'une inflammation.

Sans exception d'âge, depuis le fœtus jusqu'au vieillard le plus avancé, tout peut succomber à l'invasion tuberculeuse.

Boyle prétend que l'âge qui en offre le plus c'est entre 40 et 60, et il s'appuye sur des relevés fort exacts. Malgré toute la véracité de ces observations je crois comme les anciens que la vie de 16 à 36 est le moment où il y en a le plus.

SYMPTÔMES.

Pour décrire exactement une maladie, il faut avoir eu le temps et la fréquence de l'observation, et dans une voie aussi périlleuse et aussi obscure que nous présente la phthisie, je ne pourrai avoir de guide plus fidèle que l'exposition des signes que j'ai eu maintefois occasion d'observer chez tous les âges, chez les deux sexes et à toutes les périodes.

L'inflammation de la muqueuse des voies aériennes ouvre le plus souvent la marche de l'invasion. Elle peut établir d'abord son siége au larynx où la trachée et le tissu n'offrant pas une réaction efficace, la maladie inflammatoire s'étend de proche en proche jusqu'à la substance pulmonaire. Les catarrhes fréquents, il est des personnes qui s'enrhument facilement, et ceux-là sont dans une condition sans cesse valétudinaire, d'autres entent de gros rhumes sur de petits; leur durée prolongée finit par produire ces points inflammatoires d'où surgit le tubercule qui en lui résume les accidents qui surviennent plus tard.

Quand après une pneumonie, pleuro-pneumonie, le malade n'entre pas dans une convalescence franche, qu'il ne prend pas d'embonpoint, que ses forces diminuent et qu'une légère fièvre se déclare après midi ou vers le soir, qu'il y a une petite toux continue et sèche, que la respiration n'est pas entièrement libre, alors on doit soupçonner la présence de tubercules, soit que la maladie ait passé à l'état de chronicité ou qu'elle se soit résolue; alors le son mat n'existe plus et la respiration est naturelle.

Les exanthèmes peuvent la produire quand ils sont accompagnés de bronchites.

L'hemoptysie en est le symptôme le plus certain comme il en est le plus fréquent; méfiez-vous d'un crachement de sang rutilant et mêlé de bulles d'air. Au milieu du plus apparent état de santé, un vomissement de sang s'élance en bouillonnant, la toux persiste, et on ne tarde pas à en reconnaître la cause. Quelquefois la toux cesse, la santé semble se rétablir, lorsque le vomissement reparait, la toux recommence et accompagne la phthisie. Je pense avec M. Andral que l'hémoptysie suppose la présence des tubercules, sans toutefois que ceux-ci soient la cause déterminante. L'autopsie m'a fait voir de ces apoplexies sanguines dans des poumons tuberculisés, et cependant je ne dirai pas que quelques grains produisent de si grands ravages. L'expérience prouve que des hémoptysies peuvent se déclarer sans tubercules; comme il peut exister des tubercules sans crachements de sang. Les menstrues deviennent pâles et peu abondantes, l'action du cœur est augmentée par l'afflux trop rapide du sang. De fortes palpitations fatiguent la poitrine à la moindre marche et elles ne tardent pas à devenir continuelles par la suppression.

Les symptômes se succèdent ou s'aggravent plus ou moins rapidement selon le type aigu ou chronique qu'affecte la maladie et selon la cause.

Dans les symptômes fondamentaux on trouve la respiration gênée, l'air frileux, une douleur sous-clavière tantôt vague vers les fausses côtes, tantôt fixe sur un point; la toux est sèche ou suivie d'une expectoration de crachats filants, transparents, muqueux comme ceux des catarrhes; plus tard ils deviennent opaques, d'un jaune pâle ou grisâtre, floconneux, arrondis. On les retrouve encore sous la forme de plaques nummulaires, arrondies remplacées vers la fin par une sorte de purée grisâtre et purulente, adhérants fortement au vase et se précipitant au fond de l'eau.

La toux vient par quintes légères le jour, plus at iguantes le soir ou la nuit, qui n'est pas sans quelques instants de sommeil. Le matin au réveil, il est un moment de fatigue par des efforts de toux, afin de détacher et expulser la matière qui s'est sécrétée dans le repos, et dont la partie liquide a été absorbée.

Quelques douleurs se font sentir sous l'omoplate, à la région claviculaire; la percussion y donne un son mat, et la respiration y est peu sensible. La fièvre se déclare vers le soir, et quelquefois revient sous une forme périodique jusqu'à ce qu'elle devienne continue avec des exacerbations nocturnes; alors les pommettes se colorent d'un rouge vif et âcre. La dyspnée est plus ou moins grande, souvent nulle. Pendant le repos se manifestent des sueurs partielles au cou, à la tête, à la poitrine; la paume des mains et la face plantaire des pieds sont brûlantes; les hémoptysies alternent avec les crachements de matières grumeleuses ressemblant à des fragments de caséum. Le malade mange cependant, croyant pouvoir réparer ses forces, mais des gastrites chroniques compliquent souvent la phthisie; et d'ailleurs, plus la phthisie fait de progrès, plus les organes voisins doivent s'en ressentir, et surtout l'estomac. Aussi arrive-t-il des vomissements de matières vertes et de parties d'aliments. Il est rare alors que l'estomac puisse supporter les boissons sirupeuses qui lui apparaissent d'une fadeur insupportable; il lui faut quelque chose d'acide ou de froid. La langue devient rouge à la pointe; la bouche est amère et pâteuse. Le pouls est dur et fréquent, ou petit et serré. Des signes de pneumonite se manifestent. Il y a matité, râle crépitant, gargouillement, respiration trachéale, pectoriloquie, et enfin le son de mat devient clair. L'amaigrissement marche avec rapidité; les forces se perdent; les yeux s'enfoncent; les ongles deviennent crochus; le sommeil s'enfuit; l'anxiété tourmente; la voix devient rauque; les symptômes marchent avec une gravité croissante; le chatouillement du gosier exaspère le malade, et lui occasionne de violentes secousses; la diarrhée vient hâter l'accélération de sa vie; sa couleur varie; elle disparaît et reparaît. Les jambes s'enflent; le poignet l'est souvent; la face même est bouffie. Des suffocations de matières qui s'accumulent dans les bronches tiennent le malade dans un réveil pénible, car elles barrent le passage à l'air qui cherche à s'indroduire dans le poumon. Il provoque de fortes quintes de toux pour les chasser, pousse des colonnes d'air de bas en haut afin de détacher cette sécrétion qui se tient collée aux parois bronchiques. Il y réussit, sa satisfaction est courte, car dans peu de temps son courage est encore mis à l'épreuve. Mais la faiblesse augmente, des escarrhes gangréneuses apparaissent sur les parties postérieures du bassin, vers le sommet du sacrum; les yeux deviennent ternes et presque voilés; l'amaigrissement est au dernier degré; le cerveau fonctionne avec peu de liberté; un sentiment de feu se fait sentir dans le bas-ventre, dans la vessie; et, lorsque le malade par un dernier effort veut parler, se lever ou aller à la selle, il s'éteint et le tableau de la phthisie est complet. J'ai donné un aperçu assez rapide de tout ce qui se passe depuis l'origine de cette affection jusqu'à son dernier moment. Il est encore important de s'y arrêter, afin d'examiner la valeur des symptômes les plus marquants, et de peser leur valeur comme signe pathognomonique et base de diagnostic.

La toux est particulière à toutes les maladies qui siègent dans l'organe du poumon. Qu'une pneumonie, qu'une pleurésie, qu'une bronchite survienne, son premier acte de présence s'annonce par la toux. Cependant elle a quelque valeur cette toux aux secousses légèrement convulsives, analogues à celles de la coqueluche, caractérisées par des inspirations fréquentes, et entraînant quelquefois l'expulsion des aliments. Cette innervation est le plus souvent le résultat de tubercules à l'extrémité des bronches.

Les crachats offrent des caractères plus marqués sans qu'ils soient un moyen d'investigation assuré. Leur forme nummulaire, leur odeur fétide, insipide, doux ou salés, offrant des concrétions lapidiformes, approchent bien d'un signe vérace. La bronchite chronique en fournit de semblables. Il arrive une ligne où il n'est plus permis de douter, lorsque le crachat contient de la matière très-dure du tubercule, et quelquefois adhérant à des parties du tissu pulmonaire.

Les douleurs de poitrine, les points, la dyspnée peuvent provenir d'un rhumatisme, d'un asthme, etc.

La marche des tubercules influe beaucoup sur la respiration; selon qu'elle est lente ou rapide, le malade peut arriver à une période assez avancée sans que la dyspnée soit bien prononcée, ou bien être accablé dès le commencement par une oppression forte. L'oppression augmente sous l'influence d'une sensation vive; l'injection d'aliments d'une élaboration pénible la rend plus notable. Elle ira jusqu'à la suffocation s'il existe une induration rouge, un épanchement pleurétique ou un anévrisme. La poitrine change sa base conique du haut en bas.

Les vomiques sont dues à l'ouverture subite d'une caverne remplie de tubercules ramollis; mais un épanchement, un abcès de poumon, du foie, peut l'occasionner. Cependant, à voir leur formation, on peut induire qu'elle en est la cause. La fièvre hectique n'offre guère de certitude; une infinité d'actions diverses peuvent lui donner lieu. Elle peut encore manquer durant le cours de la maladie.

Certainement que tous ces signes réunis peuvent élucider l'esprit le plus sévère, et faciliter une dénomination empreinte du cachet de la certitude; mais lorsque la percussion, lorsque l'auscultation nous ont prêté leurs ressources, alors le doute est anéanti, on peut alors prononcer avec assurance. Aussi, grâces aux Awembrugger, aux Corvisart, aux Laennec, aux Piorry, l'organe pulmonaire ne peut échapper à notre investigation.

Ces deux grands moyens nous servent beaucoup pour distinguer la phthisie des autres affections pulmonaires et surtout de la phthisie par contracture. Ici, sans retrouver les symptômes constitutifs de la phthisie tuberculeuse, la percussion donne un son plus sonore que dans l'état normal, et l'oreille perçoit une respiration de moins en moins espansive et s'approchant de plus en plus du caractère bronchique; le poumon se raccourcit au point de ne présenter que le volume de la main. Il est cependant sain et un peu crépitant. Le signe particulier qui la distingue est un sentiment de constriction, tel que le malade croit que ses poumons sont comprimés par une force étrangère.

Le son que la poitrine donne peut être naturel, plus clair qu'à l'état normal, enfin offrir un son mat ou d'un timbre métallique.

MM. Andral, Jakson, Louis ont signalé une expansion qui donne un bruit plus marqué à l'expiration qu'à l'inspiration, tandis qu'on observe l'inverse dans l'état normal.

Le bruit de pot félé a été regardé comme un signe certain.

Le bruit sera naturel, quand le tubercule à l'état rudimentaire, clairsemé, entouré d'un tissu cellulaire sain ou endurci, occupe une partie profonde, et quand l'air pénètre dans les interstices des points malades. Mais, si une vaste caverne existe dans le poumon, que l'air y arrive librement; si la compression des vésicules aériennes par les tubercules donne lieu à la dilatation d'autres vésicules; si un passage par la fonte du tubercule s'est fait du poumon à la plèvre, et que l'air en s'introduisant dans cette poche produise un emphysème, enfin que la poitrine présente cette maigreur où le tissu adipeux et la fibre musculaire est annihilé, alors vous aurez ce son sonore à grosse corde, beaucoup plus clair que le naturel.

Au contraire, il deviendra mat s'il y a agglomération de tubercules dans un point du parenchyme. L'induration des parties environnantes donnera ce bruit, et M. Andral dit que souvent autour d'un point circonscrit où existe une sonoréité plus qu'ordinaire, se trouve un son mat, preuve de la présence d'une caverne en partie vide, qu'environne une portion de poumon induré.

Lorsqu'une caverne contient de la matière en fonte ou du gaz à moitié pleine, vous entendez alors le tintement métallique, bruit analogue au frottement de deux métaux ou à celui d'un pot fêlé. La pierre de touche est l'auscultation médiate ou immédiate. Il faut un organe d'ouie très-exercé par une longue pratique.

Le poumon peut présenter des tubercules

rares et crus, des cavernes peu profondes et séparées par un tissu encore sain, et cependant le cylindre fait entendre un bruit d'expansion normal; nul là où le son est mat, il est naturel ou plus intense selon que la percussion l'a donné tel. Il peut être plus faible sans qu'il y ait altération de fonctions; plusieurs poitrines nous présentent un bruit respiratoire moins sensible, et cependant l'harmonie, la coordination n'ont pas cessé un instant. Toutefois, si à l'auscultation un seul poumon offrait cette particularité, et vers la partie claviculaire, on serait fondé à croire à la présence de tubercules.

La diminution ou l'absence du bruit respiratoire se remarque dans bien d'autres maladies : la pneumonie, etc. Ces signes tiennent plutôt à l'induration qu'aux tubercules.

Le bruit respiratoire peut être plus considérable, car les vésicules saines se dilatent en proportion de la plus grande fonction qu'elles ont à remplir en remplacement de celles qui sont malades.

Une portion du tissu parenchymateux est-il induré, l'air arrêté dans les grosses bronches produit la respiration bronchique ou bruit exagéré. Les tubercules se ramollissent-ils, la fonte arrive, les cavernes se creusent, l'air y pénètre, et l'on entend la respiration caverneuse, bruit analogue à celui que l'on produirait en soufflant dans une bouteille vide. Quand elles se remplissent, le râle muqueux remplace. C'est un signe de phthisie qui se retrouve dans la bronchite.

Ces bruits sont modifiés selon que la matière est consistante ou liquide; selon que les cavernes sont pleines ou vuides, les bulles seront plus ou moins considérables; il en sera de même pour l'intensité du bruit.

Une caverne à demi remplie, communiquant directement avec les bronches, donne le râle muqueux à très-grosses bulles ou gargouillement. L'air, en passant à travers la matière liquide, rend ce bruit signe pathognomonique, selon Laennec et les autres médecins, et qui ne l'est point encore pour M. Andral. L'obstruction des bronches peut le faire manquer, mais il reparaît surtout à la sommité du poumon, aussitôt que le passage de l'air est libre par l'expulsion des crachats. S'il s'entendait sur divers points, alors il ne viendrait pas des excavations, mais de la distension des mucosités dans les tuyaux bronchiques.

Si une masse tuberculeuse s'ouvre dans la plèvre, le malade éprouve une douleur de côté, le son est plus clair à la percussion, le bruit respiratoire est nul, il y a pneumothorax. Qu'on applique pendant le gargouillement l'oreille sur la poitrine, au point correspondant, que le malade parle, sa voix semble traverser directement la paroi thoracique, et venir directement dans le tuyau de l'oreille. S'il en était de même sur l'autre partie de la poitrine, ce ne serait plus la pectoriloquie, mais bien la bronchophonie. On a cependant remarqué des cavernes sans ce phénomène.

La sérosité ou le pus, joint à de l'air, fournit un son, tintement métallique, bruit argentin que produirait une épingle glissant dans un vase en cristal, ou semblable à une goutte d'eau tombant dans un verre à mi-plein. On le remarque quand la plèvre et la cavité tuberculeuse ont une voie de communication avec les bronches, ce qui n'arrive pas toujours. C'est ce qu'on désigne par *pneumohydrothorax*.

On peut entendre à la fois, ou à des époques séparées, le râle crépitant, muqueux, la pectoriloquie, le tintement métallique et la respiration trachéale, signes déterminant la période et la ligne de démarcation entre le tissu sain et le tissu malade.

MARCHE.

Comme dans toutes les maladies, sa marche varie selon la cause et les circonstances ou les complications. Tantôt elle procède par une marche continue, tantôt soumise à des temps d'arrêt, sa durée est soumise à tant d'irrégularités, qu'on ne peut guère la déterminer. On la voit souvent suivre une progression effrayante; quelques semaines suffisent pour terminer toutes les phases.

On observe ce mode particulièrement chez les jeunes gens. Le plus souvent elle affecte le type chronique, met de longs jours pour parcourir ses périodes, s'arrête pour reprendre bientôt son cours. Les tubercules peuvent rester fort long-temps à l'état de crudité, sans annoncer leur présence par aucun symptôme. La grossesse lui fait subir un temps de relâche; la parturition bouleverse l'économie, le sang afflue vers la matrice qui augmente son volume de 10 à 15 fois. De nouveaux vaisseaux se forment, se distendent par l'abondance du sang qui flue vers ces parties; une dérivation salutaire, mais peu durable, empêche le sang de se précipiter vers le poumon affecté. Mais dès que l'accouchement est terminé, le mouvement fluxionnaire vers les parties inférieures est rompu, et se fait avec une nouvelle force vers la poitrine. Aussi ne tarde-t-on pas à s'apercevoir de la recrudescence.

Une fois les tubercules créés dans l'organe pulmonaire, une marche rétrograde est impossible.

Bien loin de les voir diminuer et s'effacer par l'absorption, ils ont une tendance au ramollissement, qu'on serait trop heureux de prévenir, et de conserver la crudité des tubercules.

Quoique bien d'auteurs aient regardé cette maladie comme incurable, il se trouve cependant dans les fastes de la médecine des exemples d'une guérison radicale. J'ai assisté à deux autopsies qui nous offrirent de véritables cicatrices.

M. Andral nous cite des cas où des cavités tuberculeuses se sont converties en fistules, tapissées par une membrane cellulo-fibreuse ou cartilagineuse. Il est donc possible d'obtenir une guérison, et après avoir reconnu la pectoriloquie, voir le malade vivre de longues années. Je crois que cette terminaison arrivera plus souvent chez le phthisique par accident, que chez celui qui aura hérité de ses parents d'une prédisposition, ou qui sera éminemment lymphatique.

La terminaison est presque toujours funeste. Quoique les chances favorables soient rares, les soins n'en doivent être que plus assidus et appliqués avec discernement, et quoique l'auscultation vous fasse entrevoir un ramollissement complet, il ne convient pas de désespérer et de déserter. Je veux bien que la lueur d'espérance ne soit qu'un point peu sensible, qu'un grain, mais peut-être que la nature n'attend qu'un léger secours pour commencer cette cicatrice; peut-être qu'avec cet aide le ramollissement n'aura point lieu, et que le tubercule restera crû. Le nombre de victimes serait encore plus grand s'il n'y avait de ces guérisons occultes qu'on ne constate qu'après la mort. J'ai vu un militaire qui mourut d'une lésion de l'artère iliaque interne; on le porta à la salle de dissection, et notre étonnement fut grand, quand en voulant étudier le poumon, nous trouvâmes des tubercules en assez grande quantité, sans que pour cela le sujet eut cessé de faire son service. Certainement qu'une attente pareille serait souvent illusoire; si on ne peut espérer ce résultat, au moins faut-il jeter un voile au malade par une assiduité constante.

TRAITEMENT.

Faire appeler l'homme de l'art quand la maladie est patente, c'est seulement un instinct de conservation; mais exiger les soins lorsqu'il n'y a encore aucune apparence, voilà le tact intelligent d'une nature aimante. Il est en effet de ces organisations si frêles, si chétives, si stigmatisées par le signe scrofuleux ou tuberculeux, que l'hygiène ou la médecine doit s'asseoir à leur berceau pour les conduire à petit pas dans un avenir de bonheur. Dès ce moment tout doit tendre à leur donner un tempéramment fort, et à faire prédominer l'appareil sanguin. Né d'un parent phthisique ou atteint de virus particuliers, l'enfant ne sucera point le lait de sa mère, cette nourriture lui deviendrait mortelle, car il lui manque ces propriétés fortifiantes qui conviennent à cet âge. On choisira une nourrice jeune, brune, à tempérament sanguin, propre, sobre, et exempte de tout virus. Elle ne serrera point les langes de l'enfant, afin que sa poitrine soit à l'aise; les linges doivent être très-propres. Le lieu, qui désormais devra être le milieu de cette frêle existence, doit entrer en première ligne de choix ; qu'il soit bien exposé au midi dans une contrée plutôt aride que trop humide. On le recouvrira de flanelle, et on lui fera des frictions sèches sur le corps, afin de donner du ton aux fibres musculaires. Quelques lotions tièdes entretiendront la transpiration cutanée. Quand le moment de le sevrer sera venu, on ne lui présentera pas de farineux, de bouillies, et des substances peu assimilables. Le régime animal prédominera, en y ajoutant parfois des végétaux de bonne qualité, quelques gouttes d'un vin généreux, quelques boissons amères; le houblon, la gentiane augmenteront l'action des organes. L'exercice en plein air, un climat chaud et sec finiront de lui donner le développement d'une constitution parfaite.

Mais l'âge avance et les précautions deviennent plus urgentes; car l'agrandissement, les agents extérieurs, sondent l'étendue du cette santé; alors il faut combiner les efforts de la nature avec les soins les plus appropriés afin d'éloigner cette diathèse, qui pour peu qu'on s'écartât d'un régime conservateur s'annoncerait par les signes caractéristiques. Il faut mélanger les pectoraux avec les anti-scorbutiques; le lait de femme, d'anesse, l'exercice à pied, en voiture, les eaux minérales légèrement toniques seront des planches de salut. Quelquefois un exutoire est très-avantageux; par ces moyens l'âge critique, pierre d'achoppement, n'arrêtera point la vie nouvelle qui va fluer dans ses vaisseaux artériels. Une fois que la nature a franchi ce grand précipice, on continuera encore quelque temps ce régime prophylactique qui plus tard deviendra moins rigoureux. On usera modérément des plaisirs, on embrassera un état qui vous éloigne de toute grande fatigue, surtout celui qui tendrait à apporter du trouble dans la poitrine. Une hémoptysie, une bronchite, etc., se déclare-t-elle ? de suite il faut la combattre avec énergie, afin que l'organe pulmonaire ne puisse se ressentir de cette indisposition. Mais on n'a que rarement occasion d'user de ses connaissances pour appliquer le traitement préservatif. Le public ignore peut-être qu'il y en ait un, et ne songe pas qu'on puisse s'occuper d'une maladie qui n'existe pas ; il lui faut le fait palpable, matériel. Le traitement curatif jouit, il est vrai, d'une importance bien grande, et encore n'y a-t-on recours que tard et lorsqu'on a épuisé et ses propres ressources et toutes les recettes du commérage.

CURATIF.

La thérapeutique est une large planche de salut qui devient impuissante quand la négligence rejette son application dans l'invasion de la maladie pour l'appeler ensuite lorsque les chances sont rares et que les ravages sont déjà graves.

Avant que les symptômes qui font le désespoir des familles se déclarent, de légères inflammations partielles se manifestent, des congestions sanguines se forment, de passagères dyspnées s'aperçoivent ; on observe des engouements dans une étendue plus ou moins grande, résultant de la lenteur que met le sang à circuler dans les mailles d'un tissu enflammé. Il est important de diminuer ce fluide rouge qui par la quantité dans le poumon devient cause irritante, occasionne cette toux pénible, l'hémoptysie, les douleurs partielles; il faut saigner et les émissions sanguines seront plus ou moins fréquentes, plus ou moins copieuses selon la force et la proéminence sanguine. Si le malade est débile, on donnera la préférence aux saignées locales qui diminueront l'irritation et faciliteront le passage du sang à travers le parenchyme pulmonaire.

Les inspirations de vapeurs émollientes, les boissons adoucissantes, mucilagineuses calment efficacement ces irritations; la décoction d'orge, les infusions de violettes, de guimauve, bouillon blanc, le tussillage, le lichen, la capillaire de Montpellier, la tisane de jujubes, de raisin de corynthe, de dattes, le sirop de gomme, de mou-de-veau, le sirop anti-phlogistique de Lamouroux, les pâtes de Régnault, la gelée au lichen, le bouillon de grenouille, de tortue, diminuent sensiblement la chaleur intérieure de la poitrine et assoupissent la toux. Les applications émollientes sont d'un grand succès; les aliments doivent être choisis et l'on prendra de préférence ceux qui soutiennent les forces, sans trop charger l'estomac, la gélatine, le bouillon de veau, de poulet, les bouillons pectoraux, les fécules de riz, le tapioka, le racahout, le sagou, le salep sont des aliments très-légers et très-bons. On ira respirer l'air de la campagne qui ne sera cependant pas trop vif; on ordonnera des voyages dans les contrées méridionales, si déjà la désorganisation n'est pas commencée, car alors le soleil du midi n'est pas d'un grand secours; Marseille, Nice, etc., ont aussi leurs phthisiques. La température douce préservera la poitrine faible et maladive de ces irritations qni s'établissent si vite sous l'influence de l'air vif et humide.

Une fois l'inflammation modérée, on applique les dérivatifs pour empêcher la suppuration ou l'établissement de nouveaux tubercules. Les frictions avec la pommade d'Autenrieth donnent une éruption d'où résulte assez fréquemment une amélioration notable. Il convient que ces frictions se poursuivent afin d'établir vers la peau une dérivation permanente. Dès que les boutons seront secs, on renouvellera les frictions.

Les vésicatoires, les sinapismes, ne sont utiles que pour déplacer des congestions brusques, pour amortir ces suffocations imminentes, ou lorsque le malade est si épuisé qu'il supporterait avec peine l'application de remèdes plus énergiques. L'agent curatif le plus puissant est le séton ou le cautère. Le séton placé sous la clavicule produit de bons résultats. Pour ma part je préfère le cautère parce que les souffrances sont moins vives et moins longues. Hippocrate dans ces cas employait un morceau de bois incandescent qu'il appliquait sur divers points de la poitrine et établissait ainsi de véritables exutoires.

Les moxas sont souvent employés, mais le cautère a prévalu et depuis les premièrs jours de la médcine; son effet a été favorable à bien des maladies. Guy de Chouliac, à l'instar des Grecs, s'en servait dans les affections tuberculeuses des poumons.

La manière de l'employer diffère et ses ressources varient suivant son application. Quoiqu'il fût difficile dans la pratique civile d'employer le mode de M. Lallemand, il me semble préférable à tous les autres; on doit mieux combattre cette affection en pourchassant les irritations par un déplacement continuel. Il les fait placer de deux en deux successivement et à deux jours d'intervalle. Il parvient ainsi à en placer un assez grand nombre sans qu'il y ait une réaction fiévreuse. On en peut voir jusqu'à vingt sur un devant de poitrine; s'il y en a qui tendent à se sécher il préfère les laisser cicatriser au lieu de forcer la suppuration, et il en ouvre de nouveaux. Si quelques symptômes de réactions se manifestaient on devrait en diminuer la quantité ; la force des cautères déplace l'inflammation interne sans produire le moindre signe d'irritation et finit par amener la rémission dans la maladie ou opérer cette cicatrisation dont la nature est si avare.

Le corps doit-être recouvert de flannelle, elle favorise l'action des cautères et dérobe la poitrine au refroidissement en absorbant la transpiration qui se fait à sa superficie.

Il se trouve des symptômes dans le courant de la maladie qui demandent des médicaments particuliers. Et d'abord l'aménorrhée exige la vigilance entière du praticien; car c'est là, en général chez la femme, un des premiers signes. Que de jeunes personnes qui, livrées aux forces seules de leur nature pauvre, ne peuvent voir s'échapper ce flux périodique qui devrait être le présage d'une vie longue. Elles languissent en proie à des idées mélancoliques, et ne tardent point à se dessécher déchirées par la phthisie. Qu'une cause externe réprime les menstrues ou que la présence des tubercules les supprime, il est nécessaire dans le principe de rappeler cette évacuation, et chaque moyen doit tendre à obtenir ce résultat. Il est une époque où le provoquer serait funeste au malade. Ce flux périodique n'ayant plus lieu, le sang reflue vers la poitrine, la toux survient ou augmente, la dyspnée s'accroît, alors le rétablissement de ce molimen hémorrhagique sera certainement favorable. Le rappel du flux hémorroïdal a été marqué par un arrêt subit dans la marche du tubercule. Autant ce moment était bien saisi, autant à une époque plus avancée, il importe de ne point le provoquer; si la fièvre est continue, les sueurs abondantes, les crachats épais et fréquents, vous hâteriez une fin qui s'avance, vous lui enlèveriez la petite somme de forces qui lui font une vie de quelques jours encore. Ce serait encore pis s'il y avait diarrhée. Le symptôme, compagnon fidèle, qui commence avec la maladie et finit avec elle, la toux est certainement la chose la plus incommode pour le malade. C'est elle qui lui donne ces douleurs poignantes, c'est elle qui lui suscite ces vomituritions qui l'accablent, c'est elle qui lui dispute ses quelques moments de sommeil. On les combat par les boissons émollientes, les sirops, les juleps, les loochs. Si elle est sèche, petite, on leur associe avec avantage les sirops calmants. L'oximel simple ou scillitique, le polygala de Virginie, les balsamiques, le beaume de Péron, de tolu, en pilules ou dans un looch, favoriseront l'expectoration. L'eau de laurier cerise, l'acide hydrocyanique, l'acétate de morphine, l'extrait gommeux d'opium, lui procurent un sommeil bien lourd, mais en quelques minutes le soulagent beaucoup. Si on en fait un usage fréquent, ils agitent, donnent de la fièvre, altèrent en excitant la muqueuse gastro-intestinale. Quand la maladie présente ses dernières phases, on peut bien leur laisser ce soulagement, et quelquefois ils s'opiniâtrent dans leur usage, parce qu'alors il leur semble que ce médicament leur donne de la vigueur. Le dernier ébranlement se fait sentir, et cette vie, si joyeuse naguère, jette son dernier cri d'adieu. Elle va succomber, secouée par tant de destruction, à la dernière secousse. La diarrhée vient s'acharner à ce squelette, comme s'il lui restait encore une fibre musculaire pour plier ses ossements. Elle paraît, disparaît, mais ne lâche point long-temps sa proie; sa couleur change, sa fréquence augmente et sa fétidité devient insupportable. Rarement les remèdes sont d'une grande efficacité.

Cependant ce n'est pas toujours en vain qu'on administre le diascordium, la thériaque, le ratanhia, la décoction blanche de Sydenham, les lavements laudanisés, et je me suis bien trouvé des pilules opio-saturnines. La diète lactée amène quelque rémission, mais le malade veut manger des aliments plus alibiles, plus substantiels. Il se voit sans forces; les bras ne sont qu'un os plié; il espère donc que la nourriture lui donnera et du courage et de l'embonpoint; l'estomac participe à l'inflammation, soit par contiguité de tissus, soit parce que le même sang de fièvre flue dans les deux organes. L'assimilation ne peut se faire; l'élaboration est mauvaise; la masse chyleuse, soumise à l'action des vaisseaux chylifères, est absorbée et transportée dans le torrent de la circulation. Sa mauvaise qualité, loin d'être réparatoire, devient cause irritatrice déposée dans le poumon, par la circulation veineuse. Le résidu acquiert une propriété acre, et irrite les intestins dans son trajet d'expulsion. L'inflammation arrive, le ramollissement s'en suit, les ulcérations se forment et s'étendent, et donnent lieu à ces différentes couleurs que l'on trouve aux fèces. Alors la diarrhée ne finit qu'avec le dernier souffle. Les sueurs exagérées ne cèdent pas toujours à l'acétate de plomb, l'agaric blanc, les amers, et encore pour l'administrer faut-il que la muqueuse gastrique soit dans un état physiologique. A l'invasion tuberculeuse, les eaux sulfureuses en produisant une transpiration forte, peuvent en arrêter l'avancement. Les eaux du Mont-d'Or, l'iode, l'inspiration du gaz oxigène, le chlore, les fumigations de feuilles de belladone, les climats doux, les bords de la mer secondent avec avantage les autres moyens.

Après l'emploi de toutes ces ressources, il

reste encore bien à faire, car abandonner l'œuvre à la nature qui ne peut rien ou peu, serait une pensée étrange; il faut multiplier ses secours. Ainsi Laennec, de l'auscultation; Andral, dans sa clinique médicale; Lallemand, dans ses leçons orales, ont cité des cas de guérison spontanée. D'autres auteurs en ont guéri par les cautères, les fumigations de chlore, par l'acide hydrocyanique étendu (Forget), par les émissions sanguines (Bouillaud); par la digitale (Bayle); par le séton (Bricheteau); les moyens ne manquent pas, mais le moment de leur application n'est pas toujours favorable. La médecine citerait un plus grand nombre de guérisons si on consultait mieux le praticien, et si on avait plus de croyance en son art. Il faut l'harmonie, la concordance dans l'ordre avec l'exécution; on aurait beaucoup à espérer de cette coordination. Quand toutes les tentatives les plus éclairées ont échoué, que le progrès marche croissant, alors même que tout est désespéré, tout n'est pas fini pour l'homme qui a foi en lui-même, et qui a voué ses instants au soulagement d'une vie bien précaire. Il est la foi du malade; qui attend l'espérance de ses paroles; car la vie ne se quitte point comme un vêtement usé. Aussi comme il interroge ses regards, comme il interprète tout ce qui se peint sur sa physionomie!

Il est heureux quand un calme mensonger y laisse lire une teinte d'espoir; il écoute avec avidité les ordonnances; il touche la borne sans qu'une idée lugubre l'ait fait tressaillir, et son étoile s'éteint que ses lèvres murmurent encore espérance. Alors la tâche est remplie, puisque vous l'avez accompagné au-delà de la mort.

OBSERVATIONS.

1re OBSERVATION.

J. D.... âgé de vingt-deux ans, d'un tempérament lymphatico-sanguin, réclama mes soins pour le délivrer d'une toux qui le fatiguait étrangement. Aux diverses questions que je lui posai, il me répondit que dans sa famille il y avait eu des phthisiques; qu'il s'était adonné avec peu de modération aux plaisirs et aux boissons alcooliques. Fumer était encore une de ses jouissances de tous les instants. Depuis deux mois environ, il avait cette toux pour laquelle il avait déja consulté sans qu'il se fût manifesté le moindre amendement. Je le vis le 1er août 1838. Dans ce moment il avait modifié ses habitudes; sa boisson était l'eau vineuse, l'orgeat, et sa nourriture s'étendait à toute sorte d'aliments. Son état lui paraissait peu rassurant, et en effet tout annonçait la marche d'une affection progressante; sa figure était altérée, pâle, ses yeux d'un blanc mat portaient la teinte d'une tristesse soucieuse, les bras étaient maigres et les jambes douloureuses surtout sur la partie antérieure du tibia. La poitrine conservait encore de l'embonpoint. Pendant la nuit des sueurs se manifestaient éparses, au thorax, au cou, à la région frontale. L'appétit était diminué ou demandait des aliments épicés, acidulés. L'oppression revenait plus forte lorsque la digestion était laborieuse ou qu'il faisait une course un peu précipitée. Quelques mouvements de fièvre se déclaraient le soir, et la toux redoublait d'intensité à son coucher et à son lever. Le sommeil était agité. Il avait ressenti quelques douleurs passagères vers la base de la poitrine. Je compris combien cette association de symptômes demandait de vigilance et d'assiduité. Aussi de suite mon plan de traitement fut dressé et l'exécution suivit de près.

Je le fis couvrir de flanelle et lui défendis ce qu'on lui avait permis. La tisane pectorale (dattes, jujubes, raisin de Corinthe), remplaça sa boisson ordinaire; quelques lochs blancs de Paris, quelques juleps furent prescrits par intervalle. J'ordonnai le lait d'ânesse le matin; quelques potages, le sagou, le tapioka, le lait, la décoction de gélatine, furent son alimentation.

Le 4, j'auscultai la poitrine. Dans quelques points de la sommité du poumon droit et plus encore du gauche, le bruit respiratoire était moins sensible qu'à l'état normal, sans qu'il y eût râle. La percussion donnait un son de matité produit par l'agglomération des tubercules crus. Je propose deux cautères que le malade rejette. Je lui fais faire des frictions avec la pommade d'Autenrieth entre les deux épaules. Au bout de six jours la partie dorsale est couverte d'une éruption assez forte; je la fais couvrir d'une large bande de diachylon.

Vers le 10, le malade sent la respiration un peu plus libre; il trouve qu'il a plus de force et que la toux lui accorde de longs instants de repos. Le 12, il demande l'application des cautères que je lui ouvre avec la poudre de Vienne entre la deuxième et troisième côte. La réaction fut peu de chose.

Il ne se passa pas un mois sans que le malade ne reconnût le bon effet de ces exutoires. Les sueurs disparurent, les forces revinrent, l'appétit augmenta et la digestion fut facile. Le pouls affecta un rythme plus calme et plus modéré.

Il prit de l'embonpoint; à peine si dans tout le jour il toussait une ou deux fois. L'expectoration était bonne, la nuit parfaite; tout annonçait un pas immense d'amélioration. L'auscultation me confirma dans l'espérance d'une convalescence prochaine. La respiration s'étendait jusque dans les ramifications dernières, l'expansion pulmonaire était d'une régularité satisfaisante. La percussion donnait un son clair. C'était vers le 3 septembre. Je le vis encore jusqu'à la fin du mois. Je le regardai comme guéri. Je lui recommandai de ne point sortir, ni le matin ni le soir. Je lui conseillai de faire une petite promenade vers midi, de continuer son régime, d'entretenir la suppuration des cautères, de prendre quelques infusions béchiques.

Je le revis vers le 10 octobre, le temps était humide et froid, j'insistai pour qu'il gardât la chambre, ce qui le contrariait, car se voyant guéri et ne songeant pas à une rechute, il sortait quelque temps qu'il fît. Je voulus lui dire tout ce qui pouvait le rendre plus précautionneux; je lui fis entrevoir combien un refroidissement, un excès, un rhume, lui serait défavorable. Il me comprit, mais une sorte de fatalité le poussait. Bientôt il négligea tout régime, boisson, prudence, tout fut oublié; il ne voulut plus avoir une chambre à lui seul.

La bière, le café, etc., le bœuf, le salé, mirent à l'écart les bouillons pectoraux, le lait, le bouillon de tortue et de grenouilles. Il se leva dans la nuit sans prendre de vêtements, descendit dans une cave très-fraîche et finit par se trouver un matin si enrhumé qu'on ne l'entendait presque pas; c'était vers le 25 novembre. Il resta quelques jours dans cet état; mais la toux qui se déclara de nouveau avec intensité le força bientôt de me faire appeler pour m'avouer ses folies.

Je prévis dès-lors le résultat de son imprudence , dès-lors il y eut un pas de rétroaction effrayante; le résutat d'une amélioration si chèrement acquise fut anéanti dans moins de trois semaines. La fièvre devint forte, les quintes de toux se multiplièrent et leur intensité fit expectorer des crachats sanguinolents. Le lendemain , c'était le 17 décembre, on vint me chercher à la hâte; des vomissements de sang avaient jeté mon malade sans vie; la frayeur l'avait frappé. Je pratiquai de suite la phlébotomie et douze onces de sang firent cesser cette hémoptysie; sirop de ratanhia, une cuillerée deux fois le jour, que je suspendis le surlendemain. Je le mis à l'usage du sirop pectoral de Lamouroux. Les symptômes perdirent de leur intensité, les cautéres suppuraient beaucoup. Nous en étions à cette attente d'arrêt, lorsqu'en voulant soulever un fardeau assez lourd, il lui sembla que quelque chose qu'il comparait à un tissu se déchirait dans la poitrine. Un vomissement de flots de sang se répéta à plusieurs reprises; saignée de huit onces, cessation. Mais il ne fut guère possible d'avoir une pensée d'avenir. Les douleurs de poitrine se firent sentir, des palpitations fortes l'incommodèrent, et le bruit était celui d'un souffle très-prononcé assez approchant de celui qu'on produit en soufflant dans une bouteille vide. La sonoréïté est très-forte dans certains endroits et à côté je perçois par intervalle un son mat. Bientôt l'irritation pulmonaire se compliqua d'une gastrite, le malade eut des vomissements de matières d'eau verte qui cessèrent à des applications de farine de lin et à la fleur de mauve. Quelques cuillerées d'une potion calmante réussirent assez bien. Mais tout ceci n'était que le prélude d'autres accidents. La toux devint si violente qu'elle ne laissa plus un instant de repos à ce corps qui en avait tant besoin. Acétate de morphine, un quart de grain; sommeil de quelques heures. L'expectoration était formée de crachats crémeux adhérents au linge. Il ne veut plus cesser l'acétate de morphine, il me dit qu'il a toutes ses forces quand il en a pris cette quantité dans un verre d'eau tiède. L'amaigrissement met à découvert toutes les parties osseuses, le gargouillement se fait entendre dans plusieurs points, la diarrhée se déclare. Je lui fais prendre de la râpure de corne de cerf dans de l'eau de riz, elle cesse quelques jours pour revenir bientôt. Je lui donne deux pilules opio-saturnines, elle ne reparaît que quelques jours avant la mort. Il mange beaucoup; les jambes deviennent enflées. Il boit continuellement. Les ongles sont crochus, les yeux caves, les crachats sont purulents, les urines briquetées. La pectoriloquie se rencontre dans plus d'une partie du thorax. La diarrhée colliquative vient hâter le dépérissement. Le matin du 14 février, il mange près d'une livre de pain et un fromage blanc; il ressent des coliques, veut aller à la selle, et cet effort qu'il fit fut le dernier, il expira en me parlant.

Le sujet de cette observation confirme exactement ce que j'ai dit dans mon opuscule, que cette maladie se guerit comme les autres quand elle est attaquée dès le commencement. Certes ici le moment était opportun, et la série de symptômes qui s'est manifestée ne mettait pas en doute la nature de l'affection; on ne pouvait que l'appliquer à la phthisie. Cependant malgré son invasion bien déclarée elle avait disparu par la promptitude et l'efficacité de nos moyens, et si j'ai eu un résultat funeste, je n'attribuerai ce revers qu'à l'indocilité de mon malade. Je pourrais citer encore plusieurs exemples de guérisons, mais le suivant suffira pour convaincre le lecteur que cette affection disparaît sous l'influence d'une médication prudente et décidée.

2e OBSERVATION.

Une jeune personne, L. B., d'un tempérament bilieux-sanguin, avait franchi l'époque de la puberté sans ressentir la moindre incommodité, et depuis lors les époques avaient été ponctuelles. Plus tard, elle embrassa l'état de couturière, et le repos habituel ne tarda pas à rendre les menstrues moins abondantes ; une leucorrhée fluente amena une grande faiblesse des membres inférieurs. Ces pertes blanches devinrent verdâtres, claires ; les digestions furent pénibles, l'altération insatiable ; il y eut quelques vomissements. Elle travaillait encore. En se rendant à son ouvrage, elle se mouilla les pieds et resta ainsi jusqu'au soir. Les menstrues avaient commencé à fluer dès le matin ; leur rareté n'avait point manifesté leur présence d'une manière bien ostensible, et la jeune personne fut fort étonnée lorsqu'elle aperçut quelques taches d'un sang peu coloré. Le refroidissement les avait fait disparaître. Les pertes blanches augmentaient. J'ordonnai quelques boissons toniques, quelques ferrugineux, et des bains de siége avec la décoction de feuilles de chêne. L'écoulement diminua et cessa enfin.

Cependant la personne était maigre, elle toussait assez le jour avec des redoublements la nuit; elle se sentait brûlante. Quelque crachats sanguinolents apparurent, l'amaigrissement augmentait, la fièvre qui consume se présentait et les règles étaient supprimées; des palpitations assez fortes la fatiguaient, sa poitrine était oppressée, sa respiration était peu expansive, un engorgement s'opérait principalement au sommet du poumon gauche, le son était mat, le bruit nul, les caractères de la phthisie étaient dessinés.

Des sangsues aux aines, un cautère à la cuisse, amenèrent une amélioration, que les boissons béchiques, les pectoraux et les applications émollientes continuèrent.

Peu à peu la toux diminua, le sommeil revint, l'estomac demanda quelques nourritures plus chargées en principes alibiles, les forces se multiplièrent, et après la continuation de quelques sangsues et l'administration des pilules emménagogues de M. Lallemand, les règles reparurent. Dès cet instant la convalescence fut rapide; les signes fournis par le stéthoscope s'évanouirent; et le séjour de la campagne pendant deux mois lui donna un teint qu'elle n'avait pas eu.

Il ne fallut pas moins de trois mois pour obtenir ce résultat.

3e OBSERVATION.

Elisa L...., âgée de 19 ans, tempérament bilioso-sanguin, avait jusque-là joui d'une forte santé. Elle était à Lyon lors de l'invasion de la grippe; elle subit son influence, et elle me dit l'avoir eue jusqu'à trois fois. Sans doute qu'elle prenait les recrudescences pour de nouvelles invasions. Se confiant sur sa bonne constitution, elle s'en occupa fort peu; cependant elle s'aperçut que sa poitrine était fatiguée. C'était vers la fin du printemps; elle va à la campagne passer deux mois, et en revint aussi bien portante qu'avant la grippe. Mais le climat froid et humide de Lyon lui occasiona des rhumes fréquents qui, toutefois, cédaient à quelques boissons de violettes et de guimauves. Un voyage qu'elle fit dans la montagne par un temps de neige, lui occasiona une toux vive et des maux de poitrine aigus. Les soins, le lait de chèvre, les cataplasmes émollients, la flanelle, les pectoraux, joints aux calmants, la firent cesser après trois mois de lutte. Tous ces accidents ne la rendirent pas plus prudente; elle croyait que c'était trop se soigner que de se précautionner. Un nouveau rhume s'enta sur les précédents, et celui-ci devait être bien plus long et plus funeste.

Quelque temps après, se rendant à Annonay, elle eût la pluie pendant huit heures. Elle se coucha sans changer de linge, et la nuit se passa dans un état frileux qui redoubla la toux. A peine avait-elle demeuré une semaine, qu'elle s'inquiéta de la faiblesse dans laquelle elle tombait. Elle vint me trouver. Sa figure était jaune, les côtés du nez étaient pâles; l'amaigrissement commençait ses ravages, ses jambes ne pouvaient la soutenir, sa toux était sèche et petite. Le régime lacté, le lichen d'Islande, le sirop de mou de veau, furent prescrits. A ma visite du lendemain, la poitrine rendait un son clair à la percussion, et je n'entendis par le stéthoscope qu'un bruit normal. Les tubercules clairsemés étaient à l'état de crudité. Je lui fis une saignée de 8 onces, le poul était plein et assez résistant, les règles suivaient leur périodicité, la toux diminua, les douleurs de poitrine ne se firent plus sentir, l'estomac était bon, les selles naturelles, la langue rose, large et humide. Emplâtre avec la pommade stibiée entre les deux omoplates; son effet fut efficace. Peu de temps après l'état était rassurant. L'expectoration s'établit avec un caractère bon. A quelques jours de distance, le feu se déclara dans la maison qu'elle habitait, l'époque était critique, la snppression fut instantanée, l'oppression survint, la fièvre colora ses pommettes, la toux fut plus fréquente; 15 sangsues aux cuisses amenèrent quelque soulagement. Mais, malgré tous mes soins, le mois suivant ne vit point paraître de flux menstruel; alors des douleurs se firent sentir sur divers points du thorax, la paume des mains et la plante des pieds affectèrent une chaleur sèche et brûlante, les crachats furent épais et sales, le son fut plus clair qu'à l'état normal, et la pectoriloquie vint désespérer mon oreille. Malgré un cautère à la cuisse et deux setons à la poitrine, elle succomba après quatre mois de maladie.

Dans ce cas-ci, c'est un accident, une frayeur qui refoule le sang vers la poitrine déjà si faible qu'elle ne peut triompher de cette secousse. Il est hors de doute que la guérison n'eût été parfaite dans peu de temps.

4e OBSERVATION.

Le nommé J. F., âgé de 26 ans, issu de parents sains, était disposé dès le bas-âge à l'anhélation, à la suite d'une course un peu hâtée, ou d'un exercice violent. Il était obligé de monter fréquemment à cheval. Cet exercice lui causa vers la poitrine de vives douleurs qui disparaissaient par le repos et revenaient à la moindre secousse. Après plusieurs de ces alternatives, il accusa une douleur dans le côté droit au-dessous du mamelon, accompagné d'une toux assez fréquente. Quelques sangsues et un vésicatoire sur le point douloureux, en diminuèrent l'intensité. Ces symptômes affectent un type de chronicité, et se compliquent de céphalalgie et d'une douleur dans les oreilles qui diminue l'audition. Un vésicatoire à la nuque dissipe tout cela.

Le 15 avril 1838, je le vis pour la première fois; l'émaciation était considérable, saillie des côtés avec enfoncement des espaces intercostaux, œdème de la face, rougeur âcre des pommettes, sécheresse de la peau, chaleur vive, pouls petit, peu fréquent; langue effilée, rouge; selles liquides, fréquentes; toux de tous les instants sans expectoration. La percussion, l'auscultation me donnèrent les signes propres à cette affection. La médication n'a été d'aucun secours, la toux a continué sans crachats, le pouls est devenu serré et lent, et le malade s'est éteint sans avoir expué la moindre sécrétion.

J'ai rapporté cette observation remarquable par l'absence d'expuition. Une phthisie pulmonaire peut donc suivre une marche entière et se révéler aux investigations, quoiqu'un signe important manque, l'expectoration.

5e OBSERVATION.

Maria M...., âgée de 16 ans, d'une constitution faible, d'une disposition tendant à la phthisie, affection dont sa mère était morte, me consulta sur le retard de l'évacuation menstruelle. Elle avait un teint chlorotique, ses muscles étaient mous, ses yeux sans vivacité. Je lui prescrivis des toniques, le lait d'ânesse, conseillai un exercice modéré à cheval ou en voiture, la mis à l'usage des pilules Lallemand. Leur efficacité ne se fit pas long-temps attendre, car au second mois elle éprouva quelques maux de reins, de la pesanteur dans le bas-ventre et le fluide mensuel s'ouvrit un passage. Elle était devenue plus joyeuse, elle avait pris de l'appétit, ses forces revenaient. Tandis que la nature travaillait à consolider cette frêle existence, le sang phthisique bouillonnait dans ses veines et il ne sembla devoir s'assoupir que dans le mariage. Malgré mes avertissements, elle voulut en faire l'épreuve. Je la perdis de vue. Un an après j'entrai dans une maison où je ne m'attendais guère à retrouver cette ancienne connaissance. Lorsque je la vis étendue dans un lit, mes pressentiments d'autrefois se réveillèrent. J'auscultai sa poitrine; tous les signes d'investigation me firent voir une affection dont le terme ne devait pas être long. La toux était grasse, de gros crachats semblables à du petit lait, contenant du caséum, étaient fréquemment jetés sur un linge où ils adhéraient fortement; et sur cette poitrine osseuse on retrouvait tous les sons, comme l'oreille percevait tous les bruits d'une affection tuberculeuse à son dernier degré. La malade me demanda l'application de cautère que je ne voulus point lui faire, prétextant que ce n'était pas encore le moment. Huit jours après elle avait été.

Ici on pouvait dire qu'il y avait eu diathèse tuberculeuse, car si on en eût fait l'autopsie, on aurait trouvé des tubercules dans beaucoup d'organes. Le poumon devait contenir des hydatides, puisque je découvris de ces acéphalocystes dans une espèce de kyste qui se trouva dans la matière expuée.

6e OBSERVATION.

Pendant mon service à l'Hôtel-Dieu de Montpellier, un homme du 6me housard fut admis dans ma salle. Son billet portait affection chronique de poitrine.

Sa toux était peu fréquente, ses crachats étaient épais, quelques douleurs se faisaient sentir sous la clavicule. Le bruit était nul vers la sommité du poumon droit, dans les autres parties pulmonaires la respiration était normale. Le malade s'affaiblissait. Dans le repos, la poitrine, le front se couvraient de gouttelettes. La progression était lente, mais elle avait lieu malgré les vésicatoires et les boissons *ad hoc*. Un cautère fut ouvert, son effet se réduisit à peu de chose. Un jour que je le pansais il se prit à me raconter sa vie qui offrait des particularités peu ordinaires chez les soldats. Mais dans ce récit se trouva une circonstance qui me frappa et qui devait avoir une heureuse influence sur sa maladie. Il avait eu une maladie vénérienne à Moulin où il était en garnison en 1833. Pour ne pas aller passer un trimestre à l'hôpital, il avait fait disparaître ses ulcères syphilitiques, au nombre de six, au moyen de la cautérisation répétée. Au bout de quatre jours il n'en existait pas un. Aussitôt il recommença sa vie. Il eut dans le courant de cette année de fréquents rhumes, la moindre brise fraiche lui occasionnait de ces irritations. Arrivé à Montpellier en 1834, il se livra à la boisson avec excès et s'alita le 15 mars après avoir couché en plein champ. M. Lallemant venait de nous faire une clinique sur les différentes affections que simule la syphilis ou dont elle est la cause. A la visite du lendemain je racontai cette confidence au professeur de clinique interne qui, vu l'inefficacité des moyens employés jusque-là, prescrivit deux pilules anti-vénériennes de chlorure d'argent, associé à l'extrait gommeux d'opium. La dose était minime, 1/15 de gr. et 1/6 d'extrait gommeux, afin de procéder par une voie plus sûre et plus douce. Cette médication fût une pierre de touche, et on ne tarda pas à reconnaître que l'irritation pulmonaire était syphilitique. En effet, la santé suivit le traitement; il sortit à la fin d'avril.

Cette observation est intéressante sous le rapport de la cause et du traitement. On ne peut en rejeter la nature, car le traitement qui, dans une phthisie produite par toute autre cause, aurait accéléré sa marche, l'arrête et la guérit. Combien d'exemples qui nous démontrent que beaucoup de maladies sont dues au virus vénérien. Un officier avait perdu la vue; il se rappelle qu'il a eu une syphilis il y a 18 ans; on le soumet au traitement anti-vénérien. Il recouvre la vue. Sans doute qu'il y avait eu compression de nerf optique par quelque exostose qui s'effaça par les remèdes. Un autre était sourd; il ne savait à quoi l'attribuer; le muriate d'or fait disparaître la surdité.

7e OBSERVATION.

Mlle L. A..., avec un tempérament lymphatico-nerveux, était parvenue à l'âge de 22 ans sans éprouver la plus petite maladie. Mais la vivacité de son imagination ne devait pas tarder à troubler ces jours de santé. Elle perdit une jeune sœur qui succomba à une affection de poitrine produite par une cause toute accidentelle. Sa douleur fut profonde; retirée dans son appartement, tous ses instants furent donnés à son affliction. La prolongation de cette solitude sévère vint donner une alimentation nouvelle à son cerveau si facilement impressionnable. Son teint avait pâli, un cercle noir ceignait le pourtour de ses yeux languissants, ses traits affectaient un air de souffrance que rien n'autorisait. Mais l'esprit était malade, des idées noires avaient surgi : la maladie de sa sœur, disait-elle, devait la conduire à elle. Distraction, causerie, promenade, rien ne pouvait la faire sourire. Elle ne cessait de dire qu'elle avançait vers l'heure du repos; on était incrédule à ces paroles d'une imagination frappée. Elle se mit au lit; des mouvements de fièvre s'étaient déclarés dans la journée. Quelques jours après je me rendis auprès de Mlle A..., j'auscultai la poitrine et je reconnus le bruit respiratoire râpeux au-dessus de la clavicule, première manifestation de la présence du tubercule crû. Dans peu de temps, la seconde période, le ramollissement me fit entendre le râle cavernuleux. Enfin des secousses nerveuses devinrent violentes et successives dans les derniers jours, et bientôt le fruit amer de son imagination fut une réalité. Tous les moyens de la thérapeutique, toutes les observations les mieux raisonnées ne purent lutter avec avantage contre cette excitation cérébrale et entraver la marche de l'affection tuberculeuse.

Je pourrais rapporter bon nombre d'autres cas; certes la phthisie ne nous fait pas défaut dans nos contrées; encore l'insouciance des uns et l'indocilité des autres lui viennent-elles en aide, comme si les victimes de cette phlegmasie chronique n'étaient pas déjà trop faciles à compter.

FIN.

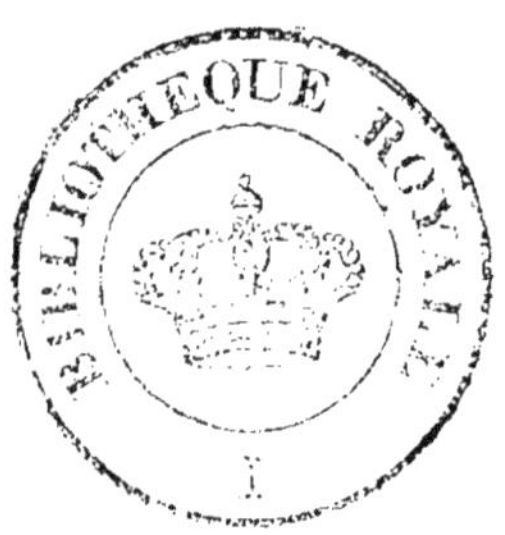

www.ingramcontent.com/pod-product-compliance
Ingram Content Group UK Ltd.
Pitfield, Milton Keynes, MK11 3LW, UK
UKHW020945180726
13838UKWH00003B/1131

9 782329 114859